U0300116

图解指压祛百病丛书

轻松指压，远离颈肩腰腿痛

郭长青　杨会杰　张昕欣 ◎编著

中国盲文出版社

图书在版编目（CIP）数据

轻松指压，远离颈肩腰腿痛：大字版 / 郭长青，杨会杰，张昕欣编著. —北京：中国盲文出版社，2018.9

ISBN 978 - 7 - 5002 - 8352 - 2

Ⅰ.①轻…　Ⅱ.①郭…②杨…③张…　Ⅲ.①颈肩痛—穴位按压疗法②腰腿痛—穴位按压疗法　Ⅳ.①R245.9

中国版本图书馆 CIP 数据核字（2018）第 046056 号

轻松指压，远离颈肩腰腿痛

编　　著：郭长青　杨会杰　张昕欣
责任编辑：张继媛　顾　盛
出版发行：中国盲文出版社
社　　址：北京市西城区太平街甲 6 号
邮政编码：100050
印　　刷：北京新华印刷有限公司
经　　销：新华书店
开　　本：880×1230　1/32
字　　数：44 千字
印　　张：3.75
版　　次：2018 年 9 月第 1 版　2018 年 9 月第 1 次印刷
书　　号：ISBN 978 - 7 - 5002 - 8352 - 2/R · 1122
定　　价：13.00 元
销售服务热线：（010）83190297　83190289　83190292

目录 | CONTENTS

一、颈部疼痛

1. 颈部疼痛的分类

颈部疼痛按症状学分类可分为急性颈痛（单纯性颈痛）和慢性颈痛。

（1）急性颈痛。活动时有难以忍受的颈痛或颈肩痛及其相应症状，持续时间少于2个月。这是临床最常见的一种类型，多发生在20～55岁，疼痛的部位多为项部、颈部或颈肩部，大多数病人的症状是自限性的，很少需要或几乎不需要医疗干预，而且致病因素是机械性的，比如拉伤、创伤、扭伤。这些病人如果得到合适的治疗是可以完全康复的。最好的治疗方法是尽可能多地维持日常活动，即使疼痛需要卧床休息也不要超过2天，必要时可以用解热镇痛药。

（2）慢性颈痛。颈痛或颈肩痛症状持续

时间超过 2 个月，伴有一定程度的活动或功能受限。

2. 急性颈痛的指压疗法

主要症状：颈部突发疼痛，拒按，颈项活动不利，逐渐加重，静卧病痛不减，寒冷和阴天则加重，甚至低头或仰头亦可加重。

伴随症状：①颈部僵直；②转头或低头困难；③颈部怕冷；④小便量多，清长；⑤食欲差；⑥舌尖红，体有红刺。

易患此病者：①突然剧烈活动者，或活动不适者；②颈部肌肉薄弱者；③重体力劳动者或老年人；④患有颈椎疾病者。

治疗：先进行如下部位的指压，再以通用指压法治疗。

颈部指压

①屈右肘，用右手大拇指从风池、哑门到肩中俞，用力推摩。如此 5 次。

②仍然屈右肘，用右手大拇指，顺着风

池、哑门、肩中俞的次序，用力指压。每次按5秒，反复按1分钟。

③用大拇指的指尖，用力指压右颈部阿是穴。每次按5秒，反复按1分钟。

④对侧亦如此法指压。

可以适当做轻度转颈活动，忌强行扭转颈部。

手部指压

①用大拇指的指尖，用力指压右手腕部列缺穴。每次按5秒，反复按1分钟。

②用大拇指的指尖，用力指压右手部后溪穴。每次按5秒，反复按1分钟。

③用大拇指的指尖，用力指压右手腕部阳溪穴。每次按5秒，反复按1分钟。

④对侧亦如此法指压。请全部用力指压。

见效期：2周到1个月即见效。注意颈部保暖，不要受凉，避免颈部不正确的活动姿势，避免长时间伏案或低头工作。

3. 慢性颈痛的指压疗法

主要症状：颈部疼痛，喜温喜按，颈部活动不利，反反复复发作不能除根，静卧病痛不减，寒冷和阴天则加重，甚至低头或转头亦可加重。

伴随症状：①颈部疼痛；②低头或转头困难；③颈部怕冷；④小便量少；⑤食欲差；⑥舌淡红。

易患此病者：①急性颈痛治疗不当者；②颈部肌肉薄弱者；③长期低头或伏案工作者；④重体力劳动者或老年人；⑤患有颈椎疾病者。

治疗：先进行如下部位的指压，再以通用指压法治疗。

颈部指压

同急性颈痛。

手部指压

同急性颈痛。

见效期：3周到1个月即见效。注意颈部保暖，不要受凉；避免颈部不正确的活动姿势；低枕睡眠；避免长时间伏案或低头工作。

颈部疼痛常用指压穴位

风池	位于人体的后颈部，后头骨下，两条大筋外缘陷窝中，大概与耳垂齐平
哑门	位于后发际正中直上0.5寸，第1颈椎棘突下
肩中俞	位于背部第7颈椎棘突下，旁开2寸
阿是穴	位于颈部压痛明显的反应点
列缺	在人体前臂桡侧缘，桡骨茎突的上方，腕横纹上1.5寸处
后溪	微微握拳，当第5指掌关节后尺侧的近端，掌横纹头赤白肉际处
阳溪	翘起拇指，在手腕背侧，腕横纹两筋间凹陷中

4. 腧穴指压疗法

【大杼】

命名：大，多的意思；杼，在古代指织布的梭子。"大杼"的意思就是膀胱经水湿之气在此处穴位吸热后迅速上行。此处穴位的物质是膀胱经背俞各穴吸热上行的水湿之气，至本穴后虽散热冷缩为水湿成分多的凉湿水气，但在本穴位进一步吸热胀散，并化为上行的强劲风气，上行之气中水湿犹如织布的梭子一样向上穿梭，所以名"大杼"。大杼穴有很多别名，如"背俞穴"、"本神穴"、"百旁穴"、"百劳穴"。

部位：属足太阳膀胱经的穴道。在背部，当第1胸椎棘突下，旁开1.5寸（图1-1）。

主治：①指压这处穴位，能够清热除燥、止咳通络；②长期指压这个穴位，能够有效治疗咳嗽、发热、颈椎病、肩背痛等疾病；③配肩中俞穴、肩外俞穴，治疗肩背痛；配夹脊穴、绝骨穴，主治颈椎病。

自我取穴指压法：①正坐低头或俯卧位取穴；②将中指的指腹放在颈椎末端最高的骨头尖（第7颈椎）下的棘突（正对第1胸

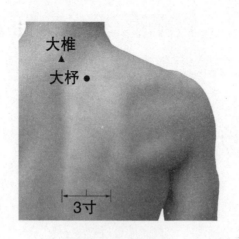

图1-1 大杼穴

椎的棘突）下方，食指指尖所在的部位就是
这个穴位；③举手抬肘，用中指的指腹按揉，
每次左右两侧穴位各按揉1～3分钟，或者两
侧穴位同时按揉。

【天柱】

命名：天有两个意思：一是指穴位内的
物质为天部阳气，二是指穴位内的气血作用
于人的头颈；柱，支柱的意思，支撑重物的
坚实之物，比喻穴位内气血饱满坚实。"天柱"
的意思是指膀胱经的气血在此穴位呈坚实饱

满之状。本穴位内的气血是汇聚膀胱经背部各腧穴上行的阳气所致，其气强劲，充盈头颈交接之处，颈项受其气乃可承受头部重量，如同头上的支柱一样，所以名"天柱"。

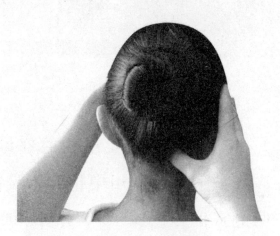

图1-2 天柱穴

部位：属足太阳膀胱经的穴道。位于后颈部大筋（斜方肌）外缘凹陷处，约当后发际正中旁开1.3寸，入发际0.5寸（图1-2）。

主治：①此穴位对后头痛、颈项僵硬、肩背疼痛、甲亢性高血压、脑出血、鼻塞、嗅觉功能减退等具有疗效；②指压这个穴位，能改善视力衰弱、视神经萎缩、眼底出血等症状；③经常指压这个穴位，还可以使头脑反应敏锐，增强记忆力，并且可以调整改善内脏功能。

自我取穴指压法：①正坐低头或俯卧位，在哑门旁1.3寸，当后发际内斜方肌之外侧取穴；②指尖朝上，用大拇指的指腹，从下而上按压颈后枕骨下，大筋外两侧凹陷处，有酸痛、胀麻的感觉；③由下往上轻轻按揉两侧穴位，每次1～3分钟。

【脑户】

命名：脑，大脑的意思；户，出入的门户。"脑户"指督脉气血在此变为天之下部的水湿云气。本穴物质为风府穴传来的水湿风气和膀胱经外散而至的寒湿水气，到达本穴后，二气相合变为天之下部的水湿云气，此气能随人体所受风寒冷降归地并入于脑，所以名"脑户"，也称"匝风"、"会额"、"合颅”、"仰风"、"会颅"、"迎风"。

部位：属督脉穴道。在头部，风府穴上1.5寸，枕外隆凸的上缘凹陷处（图1-3）。

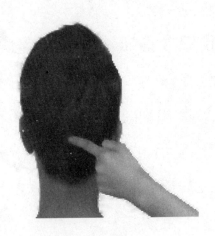

图1-3　脑户穴

主治：①指压这个穴位，能够治疗头痛、头晕、项强、失音、癫痫；②长期指压这个穴位，对头重、头痛、面赤、目黄、眩晕、面痛、音哑、项强、癫痫、舌衄、瘿瘤等疾患有良好的疗效；③配通天穴、脑空穴，有行气祛湿的作用，能治头重、头痛；配人中穴、太冲穴、丰隆穴，能治癫痫；配胆俞穴、意舍穴、阳纲穴，有疏肝利胆、清热祛湿的作用，能治目黄、胁痛、食欲不振；配通天穴、消泺穴、天突穴，有行气散结的作用，能治瘿瘤。

自我取穴指压法：①正坐或俯伏位，于头部后正中线，枕骨粗隆上缘之凹陷处取穴；②大拇指的指尖相互叠加向下，用指腹或指尖按揉穴位，有酸痛、胀麻的感觉；③两手轮流在下按揉穴位，先左后右，每次 3～5 分钟。

【身柱】

命名：身，身体的意思；柱，支柱的意思。"身柱"的意思是指督脉气血在此处吸热后，化为强劲饱满之状。本穴物质为神道穴传来的阳气，到达本穴后，此气因受体内外传之热而进一步胀散，胀散之气充斥穴内，并快速循督脉传送，使督脉的经脉通道充胀，如皮球充气而坚，可承受重负一样，所以名

"身柱"。

部位：属督脉的穴道。在人体后背部，当后正中线上，第3胸椎棘突下凹陷处（图1－4）。

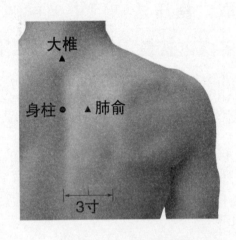

图1－4　身柱穴

主治：①经常指压这个穴位，对气喘、感冒、咳嗽、肺结核，以及因咳嗽导致的肩背疼痛等疾患，具有特殊的疗效；②指压这个穴位，还能够有效治疗虚劳咳喘、支气管炎、肺炎、百日咳，并且对疔疮肿毒具有非常明显的疗效；③长期指压这个穴位，对头痛、颈痛、肩膀僵硬、脊背强痛、小儿抽搐、癔症、热病、中风不语等病症，具有很好的调理和保健作用；④配水沟穴、内关穴、丰隆穴、心俞穴，治疗癫痫；配风池穴、合谷穴、大椎穴，治疗肺热、咳嗽；配灵台穴、合谷穴、委中穴，治疗疮毒；配本神穴，有行气疏风的作用，能治头痛、目眩。

自我取穴指压法：①正坐或俯卧位，第3胸椎棘突下凹陷处取穴；②用中指的指尖揉按穴位，有刺痛的感觉；③每次揉按3～5分钟；④小儿或手臂僵硬酸痛者，可以请他人搓热双手，用单手的掌根处揉按穴位，效果更好。

【哑门】

命名：哑，发不出声的意思，这里指阳气在此开始衰败；门，出入的门户。"哑门"的意思是指督脉阳气在此处散热冷缩。本穴物质为大椎穴传来的阳热之气，到达本穴后，因其热散而收引，阳气的散热收引太过则使人不能发声，因此名"哑门"，即失语之意，也称"舌厌穴"、"横舌穴"、"舌横穴"、"舌肿穴"。

部位：属督脉穴道。位于项部，当后发际正中直上0.5寸，第1颈椎下（图1-5）。

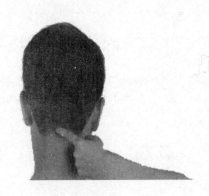

图1-5　哑门穴

主治：①指压这个穴位，能够有效治疗舌缓不语、音哑、头重、头痛、颈项强急、脊强反折、中风尸厥、癫狂痫证、瘛症、衄血、重舌、呕吐等疾患；②长期指压这个穴位，对失眠、精神烦躁、瘫痪也具有明显疗效；③配关冲穴，有开窍的作用，能治舌强

14

不语；配风府穴、合谷穴，有醒脑开窍的作用，能治音哑；配通天穴、跗阳穴，有散寒祛湿的作用，能治头重和头痛。

自我取穴指压法：①正坐，头稍前倾，于后正中线，入发际0.5寸凹陷中取穴；②大拇指的指尖向下，用指腹或者指尖按揉穴位，有酸痛和胀麻的感觉；③先用左手，后用右手，分别按揉穴位，每次3～5分钟。

【风池】

命名：风，指穴内物质为天部的风气；池，屯居水液之器，这里指穴内物质富含水湿。"风池"的意思是指胆经气血在此穴位化为阳热风气。本穴物质为脑空穴传来的水湿之气，至本穴后，受外部之热，水湿之气胀散并化为阳热风气，然后疏散于头颈各部，所以名"风池"，也称"热府穴"。"热府"的意思是指本穴气血的变化为受热膨胀。因为本穴吸热胀散的阳热风气不仅传输胆经，也输向阳维脉所在的天部层次，所以是足少阳、阳维之交会处。

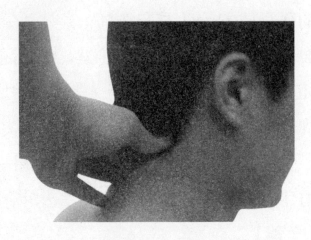

图 1-6　风池穴

部位：属足少阳胆经的穴道。位于人体的后颈部，枕骨下，两条大筋外缘陷窝中，大概与耳垂齐平（图 1-6）。

主治：①指压这个穴位，具有醒脑明目、快速止痛的功效；②长期指压这个穴位，对感冒、头痛、头晕、中风、热病、颈项强痛、眼病、鼻炎、耳鸣、耳聋、咽喉疾患等，具有很好的调理保健功效；③经常指压这个穴位，对高血压、脑震荡、面肌痉挛和荨麻疹也有疗效。

自我取穴指压法：①正坐或俯卧位，在项后发际上1寸，当胸锁乳突肌与斜方肌上端之间的凹陷中取穴；②用大拇指的指腹从下往上按揉穴位，有酸、胀、痛的感觉，重按时鼻腔还会有酸胀感；③左右两穴位每天早晚各按揉1次，每次1～3分钟。

【列缺】

命名：列，即"分解"；缺，就是"器破"的意思。列缺，指的是"天闪"。中国古代称闪电，就是天上的裂缝（天门）为列缺。肺脏位于胸中，居五脏六腑之上，象征"天"。手太阴肺经从这处穴位分支，而别通手阳明大肠经，脉气由此别裂而去，像是天庭的裂缝。

部位：属手太阴肺经的穴道。在桡骨茎突上方，腕横纹上1.5寸处（图1-7）。

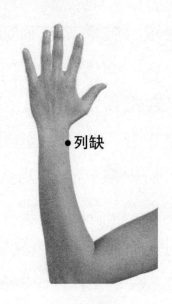

图 1-7　列缺穴

主治：①主治头部、颈项各种疾病，对任何热病均具有良好的退热效果；②可以缓解食道痉挛；③经常指压此穴，对三叉神经痛、面神经麻痹、手腕部疾患、咳嗽、哮喘、鼻炎、齿痛、贫血、健忘、惊悸、半身不遂等病症，可以起到显著的保健调理作用；④现代常用于治疗感冒、支气管炎、神经性头痛、落枕、腕关节及周围软组织疾患等；

⑤配风池、风门主治感冒、咳嗽、头痛等；配合谷、外关主治项强等；配照海主治咽喉疼痛。

自我取穴指压法：①两手虎口交叉，用一手食指压在另一手的桡骨茎突上，当食指尖端尽处即是该穴；②用食指的指腹揉按，或用食指的指尖掐按，会有酸痛或酥麻的感觉；③先左手后右手，每次各揉（掐）按1～3分钟。

【阳陵泉】

命名：阳，阳气；陵，土堆；泉，源源不断。"阳陵泉"是指胆经的地部经水在此穴位大量气化。膝阳关穴飞落下传的经水和胆经膝下部经脉上行而至的阳热之气交会后，随胆经上扬的脾土尘埃吸湿沉降于地，胆经上部经脉落下的经水也渗入脾土中，脾土固化于穴周，脾土中的水湿大量气化，如同脾土尘埃的堆积之场和脾气的生发之地，所以名"阳陵泉"，也名"筋会穴"、"阳陵穴"。

部位：属足少阳胆经的穴道。在人体膝盖斜下方，小腿外侧的腓骨小头稍前的凹陷中（图1-8）。

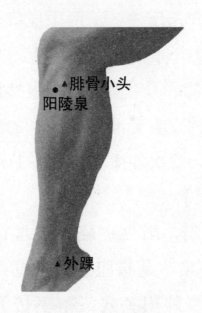

图1-8　阳陵泉穴

主治：①指压这个穴位能疏泄肝胆、清利湿热、舒筋健膝；②指压这个穴位对抽筋、筋骨僵硬、酸痛有特效；③长期指压这个穴位，对胃溃疡、肝炎、胆结石、高血压、肋间神经痛、颈项强痛、落枕、肩关节痛、膝关节痛、下肢麻木、瘫痪、胆绞痛、胆囊炎、胆道蛔虫、足内翻、耳鸣、耳聋等疾病，具有很好的疗效。

自我取穴指压法：①正坐，垂足；②上身稍微前俯，用右手的手掌轻握左腿膝盖的前下方，四指向内，大拇指向外；③大拇指弯曲，用指腹垂直揉按穴位，有酸、胀、痛的感觉；④先左后右，两侧穴位每次各揉按1～3分钟。

【后溪】

命名：后与前相对，指穴内气血运行的人体部位为后背督脉之部；溪，穴内气血运行的道路。"后溪"的意思是穴内气血外行于腰背的督脉之部。本穴物质为前谷穴传来的天部湿热之气，至本穴后，其外散的清阳之气上行督脉，运行的部位为督脉所属之部。因为本穴有清阳之气上行督脉，所以为督脉手太阳之会。在五行中，此处穴位属木。

部位：属手太阳小肠经的穴道。在第5掌指关节尺侧近端赤白肉际凹陷中（图1-9）。

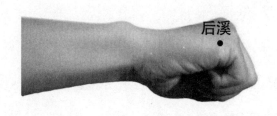

图1-9　后溪穴

主治：①能有效治疗腰痛、腰部急性扭伤、腰部慢性劳损等；②对头痛、目赤、耳聋、咽喉肿痛、手指及臂肘痉挛也具有疗效；③长期指压此穴，并配合针灸，能治疗精神分裂、癔症、肋间神经痛等疾患，对盗汗、落枕也具有缓解作用；④配列缺穴、悬钟穴治疗颈痛；配人中穴治疗急性腰扭伤。

自我取穴指压法：①微握拳，于第5掌指关节后缘，当手掌尺侧横纹头赤白肉际处取穴；②用指甲掐按穴位，有酸胀感；
③每次掐按 1～3 分钟；⑤长期伏案工作或
在电脑前久坐的人，可以每隔 1 小时，将
双手后溪穴部位放在桌沿上来回滚动 3～5
分钟。

5. 辅助疗法

食疗

（1）葛根煲猪脊骨

配方：葛根 30g，猪脊骨 500g。

制法：将葛根去皮切片，猪脊骨切段，
共放锅内加清水适量煲汤。

功效：益气养阴，舒筋活络。适用于神
经根型颈椎病。

用法：饮汤食肉，常用有效。

（2）桑枝煲鸡

配方：老桑枝 60g，母鸡 1 只（约
1000g），食盐少许。

制法：将鸡洗净，切块，与老桑枝同放

锅内，加适量水煲汤，调味。

功效：补肾精，通经络。适用于神经根型颈椎病。

用法：饮汤食鸡肉。

（3）天麻炖鱼头

配方：天麻 10g，鲜鳙鱼头 1 个，生姜 3 片。

制法：将天麻、鳙鱼头、生姜放炖盅内，加清水适量，隔水炖熟，调味即可。

功效：补益肝肾，祛风通络。适用于椎动脉型颈椎病。

用法：佐餐食用，隔日 1 次，可常食。

（4）川芎白芷炖鱼头

配方：川芎 15g，白芷 15g，鳙鱼头 1 个，生姜、葱、盐、料酒适量。

制法：将川芎、白芷切片，与洗净的鳙鱼头一起放入锅内，加姜、葱、盐、料酒、水适量，先用武火烧沸后，改用文火炖熟。

功效：祛风散寒，活血通络。

用法：佐餐食用，每日1次。

（5）炒蛇片

配方：乌蛇1条。

制法：将乌蛇去皮、内脏，洗净，切成薄片。锅烧热，放入油，烧至油七成热时，将蛇片倒入锅内翻炒，至蛇片八成熟时，加盐、黄酒、葱段、姜片，继续翻炒至熟透。

功效：祛风散寒，除湿通络。

用法：佐餐食用。

自身锻炼

下列柔软操可消除脖子僵硬。先从前3项做起，2周后再开始练习其他项目。每项每天做2次，每次2组。

①缓慢地使头尽量向前低，然后，慢慢地尽量向后仰。

②朝肩膀倾头，肩膀保持不动。让头归位，再向另一边肩膀倾。

③尽量伸展颈肌，使头由左肩扭转到右肩。

④将手贴在头的某一侧，用头压手，维持5秒，放松，换另一边。

⑤将手贴在前额上，用头向前压手，维持5秒，放松。接着将手置于后脑部，用头向后压手。

除此之外还有针灸、拔罐、外洗、外敷、穴位注射等中医传统疗法。

6. 注意事项

（1）外敷。在疼痛发作的急性期，当脖子略感僵硬时，不妨用冰袋或以毛巾包裹冰块冰敷，可以降温止痛，减缓血液循环，缓解炎症。对于慢性颈椎病，就可以借由热敷加快血液循环，松弛紧张的肌肉，起到活血化瘀、消肿止痛的作用。

（2）坐有靠背的椅子。背部未受到适当的支撑，将增加脖子的负担，不仅会加重原来的问题，还会衍生新的麻烦。

（3）适时休息。正如站立过久，需让脚休息一会儿；当你坐太久，脖子也需要休息一下。成人头重约有3.6kg，这对独自担任此支撑工作的脖子而言，是颇大的负荷。因此，应适时地放下手边的工作，起身走一走。

（4）避免经常低头。坐在桌前工作或阅读时，勿保持低头姿势过久，以免脖子背面的肌肉紧绷。

（5）视线应与显示器保持水平。如果坐在电脑前面工作，应注意使显示器与视线保持水平。如果强迫自己仰头或俯首数小时，可能引起脖子抽筋。

（6）减少电话聊天。打电话时，容易使颈部处于不良的姿势，而引发脖子僵硬及酸痛。

（7）睡硬床垫。许多颈椎问题会因不良的睡眠习惯而起或加剧。颈椎病患者最好选择较硬的床垫，长期睡软床垫可能会导致颈椎出现异常。另外，许多脖子痛的人在不垫枕头时睡得较好。如果你也有同感，不妨舍弃枕头。

（8）勿趴睡。趴着睡觉不仅影响呼吸，而且对保持颈部的平衡状态及生理曲度极为不利。

（9）戴围巾。在湿冷的天气里，你或许会戴上帽子，但别忘了脖子也需要保护，以免加重脖子的僵硬及酸痛。

（10）放松。紧张与压力可能使颈部肌肉紧绷，引起疼痛。不妨学习一些放松术（例如冥想），尽量保持身体的轻松自在。

二、肩部疼痛

1. 肩部疼痛的原因

（1）不正确的生活方式。有些人在换季时过早换上轻薄的衣服，肩膀往往会受寒出现疼痛症状。此外，长时间伏案工作、对着电脑保持同一个姿势，让不少白领和年轻人患上了颈椎病。很多人将颈椎病的表现简单地归结为脖子疼、肩膀疼，颈椎病和肩周炎被认为是同一种疾病。但有专家表示，颈椎病也分几种类型，其中，神经根型颈椎病患者会出现颈项僵硬疼痛，肢体麻木疼痛（尤以上肢为重）等症状，和肩周炎有相似的地方。这就需要大家谨慎区分，对症治疗。

（2）内脏疾病可能引起肩部疼痛。其特点是肩部的疼痛感呈现持续状态，但是这种疼痛并非是由外伤等外在因素引起的，且疼痛感像是刀割一样，不是皮肤表层的疼，经过休息后症状也不见减轻。此外会有一些全身的症状出现，比如感觉恶心，体重下降，晚上睡觉时肩部疼痛加剧，疼痛感与咳嗽、呼吸等相关联，此时就需要多加注意。

（3）肩周炎。肩周炎俗称五十肩、冻结肩等，起病缓慢，肩周钝痛，夜间加重，甚至痛醒，睡觉时常因患肩怕压而取特定卧位，翻身困难，影响入睡。逐渐出现肩活动困难，以外展、旋外、后伸障碍最明显。影响日常生活，病人不能梳头、洗脸、洗澡，端碗用筷及穿衣提裤也感到困难等。病理为肩关节囊挛缩，尤其是喙肩韧带的挛缩。但该疾病为自限性疾病，症状明显时可行理疗和运动治疗，恢复后功能完全正常。

（4）肩峰下撞击综合征。这是导致慢性肩痛的主要原因之一，是由于肩袖组织撞击于肩峰的前方1/3。肩袖撞击区主要集中在冈上肌附着于肱骨大结节处，各种骨组织或软组织的增生、各种突起（骨刺、骨赘、增厚的肌腱等）使肩峰下间隙变窄，从而导致肩袖的磨损或撕裂。引起的临床症状，包括肩疼痛，疼痛性质也很难与其他肩部疾病相区别。但患该疾病后，肩部大部分的主动活动不受影响，只是臂前举时可明显诱发疼痛出现。

（5）肩袖损伤。肩袖是包绕在肱骨头周围的一组肌腱复合体，包括冈上肌腱、冈下肌腱、小圆肌腱和肩胛下肌腱。肩袖损伤的主要表现为反复发作或持续的肩关节疼痛，夜间疼痛加重，不能向患侧睡，与肩周炎症状非常相似。年轻者多为运动损伤，如由投掷动作、挥球拍等过度引起，在排球、体操、游泳运动员中多发；中老年人常由于肩袖退行性改变、质地变脆引起。临床上容易将该病与肩周炎混淆。但该疾病的运动功能障碍与肩周炎不同，肩关节外展和前屈时肌肉力量减退，关节活动受限；肩袖完全断裂者肩关节外展时出现明显疼痛弧。骨科医生也可通过体检区分两者疾病。

（6）肱二头肌长头肌腱断裂。断裂多位于肱骨结节间沟中的肌腱处。急性外伤性断裂时，肩部容易出现剧痛，该疼痛可向上臂放射至肘关节，检查可发现上臂局部出现隆凸和凹陷畸形，主动屈肘功能丧失，肌力减弱，肌腹松软。慢性断裂者屈肘力量逐渐减弱，局部检查能够发现断裂肌腱。

（7）钙化性冈上肌腱炎。该病是指在肱骨大结节上方的冈上肌腱中有钙盐沉积，表现为肩关节疼痛，疼痛以肩部外侧为主，可放射至三角肌止点或上臂处。该病与肩周炎很难区分，症状不一，有时没有症状，通过拍片才能发现。但肩关节活动受限不明显，压痛点在肱骨大结节处最明显。

（8）肩锁关节退行性改变。由于肩锁关节的慢性损伤或急性肩锁关节脱位后遗症所引起。临床上表现为肩部活动时疼痛，但静止时疼痛不明显。压痛部位就在肩锁关节间隙。肩关节的被动活动不受影响。

（9）癌症会引起肩部疼痛。很多人尤其是都市白领，都有过或是正处于肩部疼痛时期。对于这种"小病"，许多人都不重视，觉得不过是有些炎症罢了。殊不知，反复肩痛的背后也可能隐藏着致命的疾病——癌症。

肩部疼痛往往在康复科、中医正骨科、疼痛科、神经内科、骨科等多科室反复诊断和治疗。但就是同一医院的不同科室的医生也可能会给出不同的诊断，给出的治疗方案也各有千秋，让患者无所适从。因此，对于肩部病变，患者应该到骨科专科医生处看看，通过他们的专业检查可以明确诊断。该疾病的治疗包括保守治疗和手术治疗。具体采用何种方法应该由专科医生来决定。

2. 肩部疼痛的分类

（1）急性肩痛。活动时有难以忍受的肩痛或肩臂痛及其相关症状，持续时间小于3个月。这是临床最常见的一种类型，多发生在20～55岁，疼痛的部位多为肩胛部、肩部或上臂部，大多数病人的症状是自限性的，很少需要或几乎不需要医疗干预，而且致病因素是机械性的，比如拉伤、创伤。这些病人如果得到合适的治疗是可以完全康复的。最好的治疗方法是尽可能多地维持日常活动，即使疼痛需要卧床休息也不要超过2天时间，必要时可以用解热镇痛药。

（2）慢性肩痛。肩痛或肩臂痛持续时间超过3个月，伴有一定程度的活动或功能受限。

3. 急性肩痛的指压疗法

主要症状：肩部突发疼痛，拒按，肩臂活动不利，逐渐加重，寒冷和阴天则加重，甚至转身亦可加重。

伴随症状：①肩部僵直，可有红肿；②抬臂或臂内收困难；③肩部怕冷；④食欲差；⑤舌尖红，或体有红刺。

易患此病者：①突然剧烈活动者，或活动不适者；②肩部肌肉薄弱者；③重体力劳动者或老年人；④患有颈椎病或肩周炎疾患者。

治疗：先进行如下部位的指压，再以通用指压法治疗。

肩部指压

①屈右肘，用右手中指从左侧肩井、肩髃到臂臑用力推摩。如此5次。

②仍然屈右肘，用右手中指，顺着左侧肩井、肩髃、臂臑的次序，用力指压。每次按5秒，反复按1分钟。

③用右手中指的指尖，用力指压左肩部

肩贞穴。每次按 5 秒，反复按 1 分钟。

④用右手中指的指尖，用力指压左肩部中府穴。每次按 5 秒，反复按 1 分钟。

⑤用右手中指的指尖，用力指压左肩部肩髎穴。每次按 5 秒，反复按 1 分钟。

⑥对侧亦如此法指压。

可以适当做轻度外展或抬臂活动，忌强行活动肩部。

手部指压

①用左手大拇指的指尖，用力指压右手合谷穴。每次按 5 秒，反复按 1 分钟。

②用左手大拇指的指尖，用力指压右手阳池穴。每次按 5 秒，反复按 1 分钟。

③用左手大拇指的指尖，用力指压右手内关穴。每次按 5 秒，反复按 1 分钟。

④对侧亦如此法指压。请全部用力指压。

见效期：2 周到 1 个月即见效。注意肩部保暖，适当活动肩部。

4. 慢性肩痛的指压疗法

主要症状：肩部疼痛，喜温喜按，转侧不利，迁延不愈，寒冷和阴天则加重，不能劳作。

伴随症状：①肩部疼痛，肩部冰凉；②上肢上举或外展困难；③肩部怕冷；④二便可如常；⑤舌淡白。

易患此病者：①急性肩痛治疗不当者；②肩部肌肉薄弱者；③有肩部扭伤病史者；④重体力劳动者或老年人；⑤患有颈椎病或肩周炎疾患者。

治疗：先进行如下部位的指压，再以通用指压法治疗。

肩部指压

同急性肩痛。

手部指压

同急性肩痛。

见效期：2周到1个月即见效。注意肩部保暖，不要受凉；避免肩部不正确的活动姿势。

肩部疼痛常用指压穴位

肩井	在肩胛区，位于第 7 颈椎棘突与肩峰最外侧点连线的中点
肩髃	在三角肌区，肩峰外侧缘前端与肱骨大结节两骨间凹陷中。屈臂外展，当肩峰前下方凹陷处
臂臑	在臂部，曲池上 7 寸，三角肌前缘处
肩贞	在肩胛区，肩关节的后下方，腋后纹头上 1 寸处
中府	在胸部，横平第 1 肋间隙，锁骨下窝外侧，前正中线旁开 6 寸
肩髎	肩髃穴后方，当臂外展时，于肩峰后下方凹陷处
合谷	在手背，在第 1、2 掌骨间，近第 2 掌骨桡侧的中点处
阳池	在腕背横纹中，当指总伸肌腱的尺侧缘凹陷中
内关	在前臂前区，腕掌侧远端横纹上 2 寸，掌长肌腱与桡侧腕屈肌腱之间

5. 腧穴指压疗法

【肩髃】

命名：髃，骨间凹陷的意思。因为此处穴位位于肩端关节的凹陷处，所以称肩髃穴。

部位：属手阳明大肠经上的穴道。在三角肌区，肩峰外侧缘前端与肱骨大结节两骨间凹陷中（图2-1）。

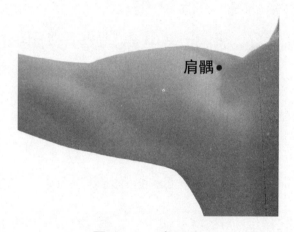

肩髃●

图2-1　肩髃穴

主治：①此处穴位对治疗肩周炎有特效；②经常指压此处穴位，对中风、偏瘫、高血压、多汗症、手臂无力等病症，有很好的疗效。

自我取穴指压法：①屈臂外展，肩峰外侧缘呈现前后两个凹陷，前下方的凹陷处即是本穴；②用中指的指腹垂直指压穴位，有酸、痛、胀、麻的感觉；③分别按揉左右穴位，每天早晚各1次，每次1～3分钟。

【中府】

命名：中，指中焦；府，聚集的意思。手太阴肺经之脉起于中焦，此穴为中气所聚，又为肺之募穴，脏气结聚之处。肺、脾、胃合气于此穴，所以名为"中府"。又因位于膺部，为气所过的俞穴，所以又称"膺俞"。

部位：属手太阴肺经的穴道。在胸部，横平第1肋间隙，锁骨下窝外侧，前正中线旁开6寸（图2-2）。

主治：①《针灸大成》记载："主腹胀，四肢肿，食不下，喘气胸满，肩背痛，呕秽，呃逆上气，肺气急，肺寒热，胸悚悚，胆热

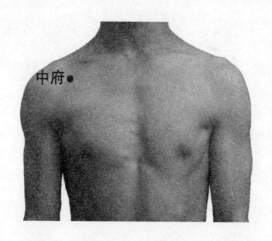

图2-2　中府穴

呕逆，嗌唾浊涕，风汗出，皮痛面肿，少气不得卧，伤寒胸中热，飞尸遁注，瘿瘤。"②中府穴在经络上是肺与脾脏经络交会的穴道，所以还可以泻除胸中及体内的烦热，是支气管炎及气喘的保健特效穴；③对扁桃体炎、心脏病、胸肌疼痛、头面及四肢浮肿等症也有疗效；④长期指压此穴，对肺炎、咳嗽、胸肺胀满、胸痛、肩背痛等病症，也具有很好的疗效。

自我取穴指压法：①正坐或仰卧；②右

手食指、中指、无名指三指并拢，用指腹按压左胸部，锁骨外端下，感到有酸痛闷胀之处；③向外顺时针按揉1～3分钟；④再用左手以同样的方式，逆时针按揉右胸中府穴。

【肩中俞】

命名：肩，在这里是指此处穴位所在的部位是肩胛部；中，这里指肩脊中穴部；俞，输的意思。"肩中俞"的意思是指胸内部的高温水湿之气从本穴外输手太阳小肠经。而本穴位处肩脊中部，内部为胸腔，因为本穴有地部孔隙与胸腔相通，胸腔内的高温水湿之气从本穴外输小肠经，所以名"肩中俞"。

部位：属手太阳小肠经。在背部，当第7颈椎棘突下，旁开2寸（图2-3）。

主治：①此处穴位具有解表宣肺的功能；②长期坚持指压此处穴位，能够有效治疗一些呼吸系统的疾病，如支气管炎、支气管扩

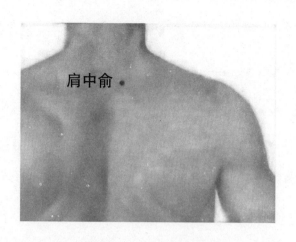

图 2-3　肩中俞穴

张、哮喘、咳嗽、吐血等；③指压此处穴位，对视力减退、目视不明、肩背疼痛等症状，具有明显的改善作用；④配大椎穴、肩井穴、支沟穴，能够治疗肩背疼痛；配肩髎穴、外关穴，有舒筋活络止痛的作用，能够治疗肩周炎。

自我取穴指压法：①双手的掌心朝内，沿着脖颈处伸向背部；②小指挨着颈项，用中指指腹指压所在部位，有酸胀感；③以适当的力量，用中指的指腹指压此处穴位；

④左右两侧穴位，每次各按揉1～3分钟。

【肩贞】

命名："肩"的意思是指穴位所在的部位是肩部；"贞"在中国古代是占卜、问卦的意思。"肩贞"的意思是指手太阳小肠经气血由此上行阳气所在的天部层次。此处穴位的物质为小海穴蒸散上行的天部之气，上行到此处穴位后，此气冷缩而量少势弱，于是，气血物质的火热之性对天部层次的气血的影响作用就不确定，如同需要问卜求卦一样，所以名叫"肩贞穴"。

部位：属手太阳小肠经的穴道。在肩关节的后下方，手臂内收时，腋后纹头上1寸处（图2-4）。

主治：①指压此处穴位，具有醒脑聪耳、通经活络的作用；②坚持指压此处穴位，对肩胛疼痛、手臂不举、上肢麻木、耳鸣、耳聋、齿痛、瘰疬，以及肩周炎等病症，都具

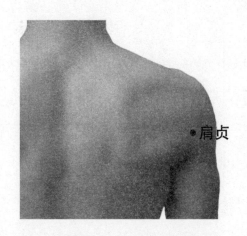

●肩贞

图 2-4　肩贞穴

有比较好的疗效；③配肩髃穴、肩髎穴，可以治疗肩周炎；配肩髎穴、肩井穴、曲池穴、手三里穴、合谷穴，可以治疗上肢不遂；④长期指压此处穴位，对脑血管病后遗症、颈淋巴结核、头痛等病症都具有良好的疗效。

　　自我取穴指压法：①正坐垂肩，在肩关节的后下方取穴；②双臂互抱，双手伸向腋后，中指指腹所在的腋后纹头之上 1 寸处，就是此处穴位；③用中指指腹指压穴位，有酸痛感；④分别按揉左右两侧穴位，每次 1～

3 分钟。

【极泉】

命名：极，高的意思；泉，心主血脉，如水之流，故名泉。"极泉"的意思就是指最高处的水源，也就是说这处穴位在心经的最高点上，所以名叫"极泉穴"。

部位：属手少阴心经的穴道。位于人体的两腋窝正中，在腋窝下的两条筋脉之间，腋动脉的搏动之处（图2-5）。

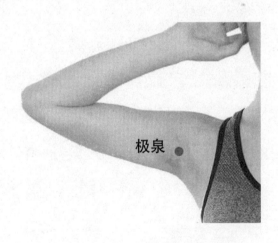

图2-5　极泉穴

主治：①弹拨、揉按此处穴位，能够有效治疗各种心脏疾病，如心肌炎、心绞痛、冠心病、心悸等；②长期按揉此处穴位，对肩臂疼痛、臂丛神经损伤、臂肘冷寒、肩关节炎、肋间神经痛、腋臭等疾患，具有很好的调理和保健作用；③按揉此穴位，能够缓解上肢麻木的现象；④在现代中医临床中，常利用此穴位治疗心绞痛、肋间神经痛、颈淋巴结核等；⑤配神门、内关，治疗心痛、心悸；配侠白，治疗肘臂冷痛。

自我取穴指压法：①屈肘，在腑窝中部有动脉搏动处取穴；②用一只手的中指指尖指压另一侧腋窝正中的凹陷处，有特别酸痛的感觉；③用同样的方法指压另一侧的穴位；④先左后右，每天早晚各揉按1次，每次1～3分钟。

【肩髎】

命名：肩，指穴在肩部；髎，孔隙的意思。"肩髎"的意思是指三焦经经气在此穴位化雨冷降归于地部。本穴物质为臑会穴传来的天部阳气，到本穴后，因散热吸湿化为寒湿的水湿云气，水湿云气冷降后归于地部，冷降的雨滴就像从孔隙中漏落一样，所以名"肩髎"。

部位：属手少阳三焦经。在三角肌区，肩峰角与肱骨大结节两骨间凹陷中（图2－6）。

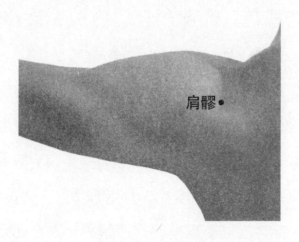

图2－6　肩髎穴

主治：①指压这个穴位，具有祛风湿、通经络的作用；②这个穴位对臂痛不能举、胁肋疼痛等症状，具有明显的缓解和治疗作用；③现代中医临床常用这个穴位治疗肩周炎、中风偏瘫等疾患；④长期指压这个穴位，对荨麻疹、脑血管病后遗症、胸膜炎、肋间神经痛等，也具有明显疗效；⑤配曲池穴、肩髃穴，治疗肩臂痛；配外关穴、章门穴，治疗肋间神经痛、臂痛、肩重不能举；配天宗穴、曲垣穴，治疗肩背疼痛；配肩井穴、天池穴、养老穴，治疗上肢不遂、肩周炎。

自我取穴指压法：①当臂外展时，于肩峰后下方凹陷处取穴；②用左手触摸右臂肩峰，右手触摸左臂肩峰，用拇指、食指和中指拿捏穴位；③两侧穴位，每天早晚各拿捏1次，每次3～5分钟。

6. 辅助疗法

理疗

1. 自我点穴。取肩髃、肩髎和止痛要穴

合谷，每天早晚各点按 1 次，每次 5～10 分钟。点按可以向下用力点压，也可以在穴位上做圆形环绕。指法要轻柔，不要用力太大，以出现麻胀感为好。高血压病和心脏病患者尤其要注意不能用力过度。本法可以疏通经络，缓解疼痛。

2. 局部热敷。每天可用热水袋等热敷患部，可不定时操作，每次 10～20 分钟，以感觉肩部温热为度。注意防止烫伤，温度不要太高，使用前检查热水袋是否漏水，最好垫一些衣服隔热。热敷可以行气活血，加快康复。

食疗

（1）川乌薏米粥：生川乌末 12g，薏米 30g。将薏米和川乌同加水煮粥，先用大火煮沸，再改用小火慢慢煨成稀粥，加入姜汁 5ml，蜂蜜 10g，搅匀，空腹温热服下，每日 1 剂。

（2）莲党杞子粥：莲子 50g，生党参

50g，粳米 50g，枸杞子 15g，冰糖适量。莲子用温水浸泡，剥去皮；粳米、生党参、枸杞子洗净。全部原料放锅中，加水适量，用武火烧沸，改文火煮熟，加入冰糖溶化即可。

（3）桑葚子水鱼汤：桑葚子 50g（纱布包煎），水鱼 200g 或 1 条，油、盐及配料适量。将以上全部材料加水 1000ml 用慢火炖至200ml，喝汤，空腹食用。

（4）山楂丹参粥：山楂 50g，丹参 15g，粳米 50g，冰糖适量。将山楂、粳米、丹参洗干净，先煎丹参除渣取汁，再放山楂、粳米、水适量，用武火煮沸，文火熬煮成粥，后加冰糖适量。

（5）黄花山药莲子粥：黄花 100g，莲子100g，山药 100g。将上 3 味共煮成粥，空腹食用。

（6）五子羊肉壮骨汤：羊肉 250g，枸杞子、菟丝子、桑葚子、金樱子、莲子、大枣各 10g，当归、砂仁、米酒、花生油、盐、白糖适量。菟丝子用纱布包，羊肉切片。用当归、砂仁、米酒、花生油炒炙羊肉后，放入砂锅内加清水、盐适量，同上药煎，用武火煮沸后改文火煮 30～40 分钟，将菟丝子纱布包取出，加入白糖即成。

自身锻炼

（1）两脚分开与肩同宽站立，两臂向两侧伸展，左手心朝上，右手心向下，深呼吸，保持这种姿势不变，直至手臂无力支持为止。然后，尽可能慢慢地高举双手过头顶，尽量上伸，掌心相接，然后放下双臂，放松。

（2）坐在椅子上，双脚分开与肩同宽。先做左肩的端肩动作（向上耸肩），再做右肩的端肩动作。两侧交替进行，每次做 20 次左右。

（3）①前画圆：站立，以肩关节为圆心，以臂长为半径，在人体前边画圆。顺、逆时针各 18 次。②侧画圆：站立，患臂侧伸，在人体侧边画圆。顺、逆时针各 18 次。③伸手摸天：坐位或站立，手臂上举，掌心朝天，好似用手去摸天。如果不能上举，可以用健侧手抓握患侧肘部，协助上抬，上摸 20～30 次，亦可在上方画圆，顺、逆时针各 18 次。④后摸对侧肩部：坐位或站立，手放在躯体后边，摸对侧肩部 18 次。

以上动作，开始时如果不能顺利完成，可以按自己的实际情况尽力完成。经过锻炼，逐渐就能达到要求。注意要以能忍受为度，活动范围不要太大，不要过度用力。每日早晚各锻炼 1 次。

此外还有针灸、外洗、外敷、穴位注射等中医传统疗法。

三、腰部疼痛

1. 腰部疼痛的分类

腰部疼痛按症状学分类可分为急性腰痛（单纯性腰痛）、复发性腰痛及慢性腰痛。

（1）急性腰痛。活动时有难以忍受的腰痛或腰腿痛及其相关症状，持续时间小于 3 个月。这是临床最常见的一种类型，多发生在 20～55 岁，疼痛的部位多为腰骶部、臀部或大腿部，大多数病人的症状是自限性的，很少需要或几乎不需要医疗干预，而且致病因素是机械性的，比如拉伤、创伤。这些病人如果得到合适的治疗是可以完全康复的。最好的治疗方法是尽可能多地维持日常活动，即使疼痛需要卧床休息也不要超过 2 天，必要时可以用解热镇痛药。

（2）复发性腰痛。腰痛或腰腿痛多次间

断地发作，并伴有活动或功能受限。这种类型的腰痛其自然演变过程与急性腰腿痛相似，每次发作时间不超过 3 个月。

（3）慢性腰痛。腰痛或腰腿痛持续时间超过 3 个月，伴有一定程度的活动或功能受限。慢性腰痛约占 5%～10%。

2. 急性腰痛的指压疗法

主要症状：腰部突发疼痛，拒按，转侧不利，逐渐加重，静卧病痛不减，寒冷和阴天则加重，甚至咳嗽喘息亦可加重。

伴随症状：①腰部僵直；②转身或翻身困难；③腰部怕凉；④小便量多，清长；⑤食欲差；⑥舌尖红，体有红刺。

易患此病者：①突然剧烈活动者，或活动不适者；②腰部肌肉薄弱者；③重体力劳动者或老年人；④患有腰椎疾患者。

治疗：先进行如下部位的指压，再以通用指压法治疗。

腰部指压

①屈右肘，用右手大拇指从肾俞、气海俞到大肠俞，用力推摩。如此 5 次。

②仍然屈右肘，用右手大拇指顺着肾俞、气海俞、大肠俞的次序，用力指压。每次按 5 秒，反复按 1 分钟。

③用大拇指的指尖用力指压腰部命门穴。每次按 5 秒，反复按 1 分钟。

④用大拇指的指尖用力指压腰部阿是穴。每次按 5 秒，反复按 1 分钟。

⑤对侧亦如此法指压。

可以适当做轻度转身活动，忌强行扭转身体。

腿部指压

①用大拇指的指尖用力按压右腿委中穴。每次按 5 秒，反复按 1 分钟。

②用大拇指的指尖用力按压右腿承扶穴。每次按 5 秒，反复按 1 分钟。

③对侧亦如此法指压。请全部用力指压。

见效期：2周到1个月即见效。注意腰部保暖，不要受凉；避免腰部不正确的活动姿势；卧硬床休息。

3. 复发性腰痛的指压疗法

主要症状：腰部疼痛，喜温喜按，转侧不利，迁延不愈，反复发作，静卧病痛不减，寒冷和阴天则加重，不能劳作。

伴随症状：①腰部疼痛，反复发作；②转身或翻身困难；③腰部怕冷；④二便可如常；⑤食欲差；⑥舌淡红，舌尖可有红刺。

易患此病者：①急性腰痛治疗不当者；②腰部肌肉薄弱者；③长期弯腰工作者；④重体力劳动者或老年人；⑤患有腰椎疾患者。

治疗：先进行如下部位的指压，再以通用指压法治疗。

腰部指压

同急性腰痛。

腿部指压

①用大拇指的指尖用力按压右腿承扶穴。每次按 5 秒，反复按 1 分钟。

②用大拇指的指尖用力按压右腿委中穴。每次按 5 秒，反复按 1 分钟。

③用大拇指的指尖用力按压右脚太溪穴。每次按 5 秒，反复按 1 分钟。

④用大拇指的指尖用力按压右脚涌泉穴。每次按 5 秒，反复按 1 分钟。

⑤对侧亦如此法指压。请全部用力指压。

见效期：2 周到 1 个月即见效。注意腰部保暖，不要受凉；避免腰部不正确的活动姿势；卧硬床休息。

4. 慢性腰痛的指压疗法

主要症状：腰部疼痛，喜按，转侧不利，迁延不愈，静卧病痛不减，寒冷和阴天则加重，甚至咳嗽喘息亦可加重。

伴随症状：①腰部疼痛；②转身或翻身

困难；③腰部怕冷；④小便量少；⑤食欲差；
⑥舌尖红，体有红刺。

易患此病者：①急性腰痛治疗不当者；
②腰部肌肉薄弱者；③长期弯腰工作者；
④重体力劳动者或老年人；⑤患有腰椎疾
患者。

治疗：先进行如下部位的指压，再以通
用指压法治疗。

腰部指压

同急性腰痛。

腿部指压

①用大拇指的指尖用力指压右腿委中穴。
每次按5秒，反复按1分钟。

②用大拇指的指尖用力指压右脚太溪穴。
每次按5秒，反复按1分钟。

③用大拇指的指尖用力指压右脚涌泉穴。
每次按5秒，反复按1分钟。

④对侧亦如此法指压。请全部用力指压。

见效期：3 周到 1 个月即见效。注意腰部保暖，不要受凉；避免腰部不正确的活动姿势；卧硬床休息。

腰部疼痛常用指压穴位

肾俞	位于第 2 腰椎棘突下，后正中线旁开 1.5 寸
气海俞	位于第 3 腰椎棘突下，后正中线旁开 1.5 寸
大肠俞	位于第 4 腰椎棘突下，后正中线旁开 1.5 寸
命门	位于第 2 腰椎棘突下的凹陷中，后正中线上
委中	在膝后区，腘横纹中点
承扶	在股后区，臀横纹中点
太溪	位于跟腱与内踝尖之间的凹陷中
涌泉	位于脚底，在人字缝中央
阿是穴	位于腰部压痛明显的反应点

5.腧穴指压疗法

【承扶】

命名：承，承担、承托的意思；扶，扶助的意思。"承扶"的意思是指膀胱经的地部经水在这个穴位大量蒸发外散。这个穴位中的物质是膀胱经下行的地部经水和经水中夹带的脾土微粒，由于膀胱经的经水在上髎、次髎、中髎、下髎穴四个穴位大部分流落于地之地部，到达本穴后气血物质实际上已经变成了经水和脾土微粒的混合物。气血物质在这里吸热气化，水湿气化上行于天部，脾土微粒固化于穴周，固化的脾土物质又干又坚硬，能够很好地承托并阻止随膀胱经经水流失的脾土，所以名"承扶"。这个穴位也被称为"肉郄"、"阴关"、"皮部"。"肉郄"的意思是指膀胱经气血物质中的脾土微粒在此处运行得很缓慢；"阴关"的意思是指膀胱经的地部经水在这个穴位被卡，不能下行；"皮部"

的意思是说膀胱经经水在这个穴位气化成天部之气。

部位：属足太阳膀胱经。在股后区，臀横纹中点（图3-1）。

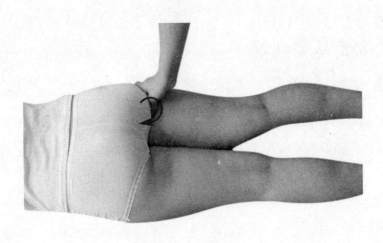

图3-1　承扶穴

主治：①指压承扶穴，具有通便消痔、舒筋活络的作用；②经常指压这个穴位，能够收紧臀部，对臀部具有减肥作用；③经常指压这个穴位，对腰腿痛、坐骨神经痛、下肢瘫痪、痔疮、尿闭、便秘、生殖器官疼痛等病症，具有很好的保健和调理作用；④配

62

委中穴，治疗腰骶疼痛。

自我取穴指压法： ①正坐，两只手的手掌心朝上，五指并拢，放在臀部与大腿的交接处；②用食指、中指、无名指的指腹指压穴位；③两侧穴位每次各按揉1～3分钟，也可以两侧同时按揉。

【委中】

命名： 委，堆积的意思；中，穴内气血所在为天、人、地三部的中部。"委中"的意思是指膀胱经的湿热水气在这里聚集。此穴物质是膀胱经膝下部各穴上行的水湿之气，吸热后的上行之气，在穴中呈聚集之状，因此称"委中"。"委中穴"也叫"腘中穴"、"郄中穴"、"血郄穴"。

部位： 属足太阳膀胱经的穴道。在腘横纹中点，即膝盖里侧中央（图3-2）。

主治： ①指压这个穴位，具有通络止痛、利尿祛湿的作用；②长期指压此穴位，对腰

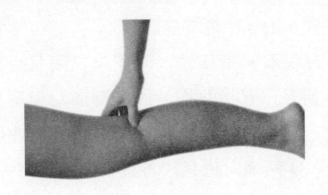

图 3-2　委中穴

背、腿部的各种疾病，如腰腿无力、腰痛、腰连背痛、腰痛不能转侧等，都有良好的疗效；③长期指压这个穴位，能够有效治疗四肢发热、热病汗不出、小便难，以及中暑、急性胃肠炎、坐骨神经痛、小腿疲劳、颈部疼痛、下肢瘫痪、臀部疼痛、膝关节疼痛、腓肠肌痉挛等病症；④配大肠俞穴，治疗腰痛；配长强、次髎、上巨虚、承山，治疗便血。

自我取穴指压法：①端坐垂足，双手轻握大腿两侧，大拇指在膝上，其余四指在腘窝下；②食指放在膝盖里侧，就是腿弯的中央部位，用食指指压所在之处，有酸痛感；③用食指的指腹向内用力按揉，每次左右两侧穴位各按揉1～3分钟，也可以双侧同时按揉。

【太溪】

命名：太，大的意思；溪，溪流的意思。"太溪"的意思是指肾经水液在此形成较大的溪水。此穴内物质是然谷穴传来的冷降之水，到本穴后，冷降水形成了较为宽大的浅溪，因此名"太溪"，也称"大溪穴"、"吕细穴"。"吕细"的意思是形容在此穴内流行的地部经水水面宽大而流动缓慢。

部位：属足少阴肾经的穴道。在踝区，内踝尖与跟腱之间的凹陷中（图3-3）。

主治：①指压这个穴位，有清热生气的作用；②长期指压此穴，能够益肾、清热、健腰膝、调内脏，并且对肾炎、膀胱炎、月

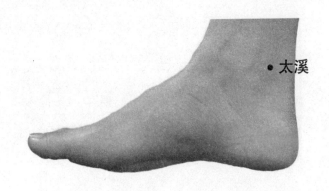

图 3-3　太溪穴

经不调、遗尿、遗精、神经衰弱、腰痛、足底疼痛等病症具有一定的缓解作用；③刮按这个穴位，还能够有效治疗女性子宫疾患；④经常按揉这个穴位，对咽喉肿痛、耳鸣、失眠、脱发、齿痛、气喘、胸闷、咯血、健忘等症状，也具有很好的疗效。

　　自我取穴指压法：①正坐垂足，抬起一只脚放在另一条腿的膝盖上；②用另一侧的手轻握脚，四指放在脚背上，大拇指弯曲，从上往下刮按，有胀痛感（注意：不要用力过度，尤其是孕妇更要特别小心）；③左右两侧穴位每天早晚各刮按1～3分钟。

【命门】

命名：命，人的根本；门，出入的门户。"命门"指人体脊骨中的高温高压阴性水液由此穴外输督脉。本穴因其位于腰背正中部位，内连脊骨，在人体重力场中位置低下，脊骨内的高温高压阴性水液由此穴外输体表督脉，本穴外输的阴性水液有维系督脉气血流行不息的作用，是人体生命之本，故称"命门"，也称"属累穴"、"精宫穴"。

部位：属督脉的穴道。在人体腰部，当后正中线上，第2腰椎棘突下凹陷中，指压时有强烈的压痛感（图3-4）。

主治：①指压此穴对肾气不足、精力衰退有固本培元的作用，对腰痛、腰扭伤、坐骨神经痛有明显疗效；②经常指压此穴能治疗阳痿、遗精、月经不调、头痛、耳鸣、四肢厥冷等疾患；③长期指压此穴，能治小儿

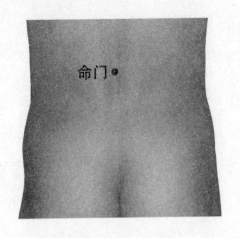

图 3-4　命门穴

遗尿；④配肾俞穴能调补肾气，可治肾虚溺多、腰酸背疼；配肾俞穴、气海穴、然谷穴能补益肾气、固涩精关，治阳痿、早泄、滑精；配天枢穴、气海穴、关元穴能温肾健脾，治五更泄。

　　自我取穴指压法： ①正坐或俯卧，双手伸到腰背后，大拇指在前，四指在后；②用左手中指的指腹按住穴位，右手中指的指腹压在左手中指的指甲上；③双手中指同时用力按揉穴位，有酸、胀、痛的感觉；④左右手中指轮流在下按揉穴位，每次3～5分钟。

【昆仑】

命名：昆仑，广漠无垠的意思，指膀胱经的水湿之气在这里吸热上行。本穴物质是膀胱经经水的气化之气，性寒湿，由于足少阳、足阳明二经的外散之热的作用，寒湿水气吸热后也上行并充斥于天之天部，穴中各个层次都有气血物质存在，就像广漠无垠的状态一样，所以名"昆仑"，也称"上昆仑穴"。

部位：属足太阳膀胱经的穴道。在足外踝后方，当外踝尖与跟腱之间的凹陷处（图3-5）。

主治：①指压这个穴位，具有消肿止痛、散热化气的作用；②这个穴位对于腿足红肿、脚腕疼痛、脚踝疼痛、踝关节及周围软组织疾病等具有疗效；③长期指压这个穴位，对女性卵巢功能、男性睾丸功能等，具有调理和改善作用；④指压这个穴位还能够缓解头

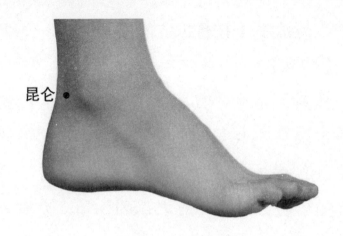

图 3-5　昆仑穴

痛、项强、目眩、肩痛、腰背痛、坐骨神经痛、关节炎等症状；⑤此穴位对难产、胞衣（胎盘）不下、脚气、小儿搐搦等病症也有很好的疗效；⑥配风池穴，治疗目眩。

　　自我取穴指压法：①正坐垂足，将要指压的脚稍向斜后方移至身体旁侧，脚跟抬起；②用同侧的手，四指在下、掌心朝上扶住脚跟底部；③大拇指弯曲，用指节从上往下轻轻刮按，会有非常疼痛的感觉；④开始的时候不要用大力，每次左右两侧穴位各刮按1～

3分钟，也可以两侧穴位同时刮按（注意：孕妇忌用力刮按）。

【申脉】

命名：申，指这个穴位在八卦中属金，因为穴内物质为肺金特性的凉湿之气；脉，脉气的意思。"申脉"的意思是指膀胱经的气血在此变为凉湿之性。本穴物质是来自膀胱经金门穴以下各穴上行的天部之气，其性偏热（相对于膀胱经而言），与肺经气血同性，所以名"申脉穴"。

部位：属足太阳膀胱经的穴道。位于足外侧部，外踝直下方凹陷中（图3-6）。

主治：①指压这个穴位，具有活血通络、宁神止痛的作用；②长期指压这个穴位，能够增强人体耐寒力，治疗怯寒症；③长期指压这个穴位，对头痛、眩晕、癫痫、腰腿酸痛、目赤肿痛、失眠等症状，都具有良好的疗效；④在中医临床中，常利用此穴位治疗

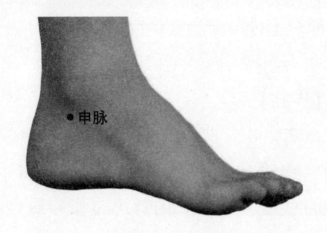

图 3-6　申脉穴

踝关节扭伤、内耳眩晕、精神分裂症等疾病；
⑤配肾俞穴、肝俞穴、百会穴，治疗眩晕；
配后溪穴、前谷穴，治疗癫痫；配金门穴、
足三里穴，治疗头痛、目眩。

　　自我取穴指压法：①正坐垂足，把要指
压的脚稍微向斜后方移动到身体的旁侧，脚
跟抬起；②用同侧的手，四指在下，掌心朝
上扶住脚跟底部；③大拇指弯曲，指腹放在
外踝直下方的凹陷中，垂直指压有酸痛感；
④用拇指的指腹按揉穴位，左右两穴每次各

按揉 1～3 分钟。

【承山】

命名：承，承受、承托的意思；山，指大堆的土石，这里指穴内物质为脾土。"承山"的意思是随膀胱经经水下行的脾土微粒在此处固化。随膀胱经经水上行而来的脾土和水液的混合物，行至本穴后，水液气化，干燥的脾土微粒沉降于穴的周围，沉降的脾土堆积如同大山一样，所以名"承山"。承山穴有很多别名，如"鱼腹"、"肉柱"、"伤山"、"鱼肠"、"肠山"、"鱼腹山"、"玉柱"、"鱼腰"等。

部位：属足太阳膀胱经之穴道。在小腿后面正中，委中穴与昆仑穴之间，当伸直小腿或足跟上提时，腓肠肌肌腹下出现的角形凹陷处（图3-7）。

主治：①指压承山穴，具有舒筋活血的作用；②经常指压这个穴位，对腿部疼痛、坐骨神经痛、腓肠肌痉挛、腰背疼痛、足跟

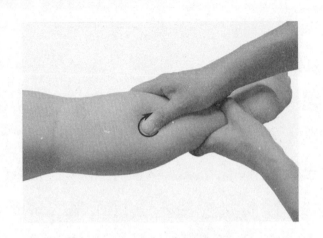

图 3-7　承山穴

疼痛、膝盖劳累，具有非常明显的疗效；③长期指压这个穴位，还能够治疗并改善四肢麻痹、脚气、痔疮、便秘、脱肛等疾病；④配大肠俞穴，治疗痔疮；配环跳穴、阳陵泉穴，治疗下肢痿痹。

自我取穴指压法：①正坐，将要指压的脚抬起，放置在另一条腿的膝盖上方；②用对侧的手掌握住脚踝，大拇指的指腹沿着脚后跟正中直上；③在小腿肚下，"人"字形的中点处就是该穴位；④用四指轻轻握住小腿，用大拇指的指腹按揉穴位，每次左右穴位各按揉 1～3 分钟，也可以两侧穴位同时按揉。

【承筋】

命名：承，承受的意思；筋，肝所主的风。"承筋"的意思是指膀胱经的上行阳气在此穴位化风而行。这个穴位的物质为膀胱经足下部各穴上行的阳热之气，至本穴后为风行之状，所以名"承筋"。"承筋穴"也称"腨肠穴"、"直肠穴"，意思是说本穴的气血物质与大肠经的气血物质的特性相同。

部位：属足太阳膀胱经的穴道。位于小腿后面，当委中穴与承山穴的连线上，腓肠肌的肌腹中央，委中穴下 5 寸处（图 3-8）。

主治：①指压这个穴位，具有舒筋活络、强健腰膝、清泻肠热的作用；②长期指压这个穴位，对小腿痛、腓肠肌痉挛、腰背疼痛、腰背拘急、急性腰扭伤、痔疮、脱肛、便秘，都具有良好的疗效；③在现代中医临床中，

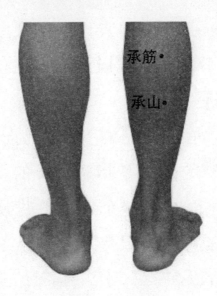

图 3-8　承筋穴

常用来治疗下肢麻痹、坐骨神经痛等疾病；④配委中穴，治疗下肢挛痛；配阳陵泉、足三里，有健脾舒筋、活血通络的作用，能够治疗下肢痿痹。

自我取穴指压法：①正坐垂足，一只手的五指并拢，把拇指放在同侧腿的膝盖后腿弯处；②手背贴小腿肚，小指所在的小腿正中央处，也就是小腿后部肌肉的最高点处即是该穴位；③用手轻轻握住小腿侧部，拇指在小腿后，四指在腿侧，用拇指的指腹按揉穴位；④左右两侧穴位每次各按揉 1～3 分钟。

【殷门】

命名：殷，盛大、众多、富足的意思；门，指出入的门户。"殷门"的意思是指膀胱经的地部水湿在这个穴位大量气化。因此这处穴位的物质是承扶穴脾土中外渗至本穴的地部水湿，在此穴位，水湿分散于穴位周围并且大量气化，气血物质显得很充盛，所以名"殷门"。

部位：属足太阳膀胱经。在大腿后面，当承扶穴与委中穴的连线上，承扶穴下 6 寸处（图 3-9）。

主治：①指压、敲打此穴位，可以舒筋通络、强腰膝；②经常指压、敲打这个穴位，可以治疗神经系统的疾病，如坐骨神经痛、

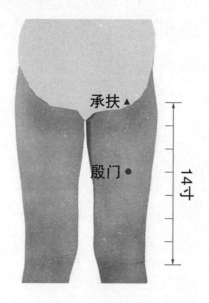

图3-9　殷门穴

下肢麻痹、小儿麻痹后遗症等；③经常指压、敲打这个穴位，对腰背痛、股部炎症等也具有明显的调理和改善作用；④配大肠俞穴，治疗腰痛；配肾俞穴、委中穴，有健腰补肾、舒筋活络的作用，能够治疗腰脊疼痛；配风市穴、足三里穴，有利腰腿、祛风除湿的作用，能够治疗下肢痿痹。

　　自我取穴指压法：①正坐，双手食指和中指并拢，其他手指弯曲，放在大腿后正中，臀部与膝盖的中间位置偏上处；②中指和食指并拢，用指腹按揉这个穴位；③左右两侧穴位每次各按揉1～3分钟。

【飞扬】

命名：飞，指穴内物质为天部之气；扬，指穴内物质扬而上行。"飞扬"的意思是指膀胱经气血在此处吸热上行。"飞扬穴"也称"厥阳穴、"厥阴穴"、"厥扬穴"。"厥阳"的意思是指膀胱经气血在此处上扬；"厥阴"的意思是指本穴上扬的气血物质为膀胱经的寒湿水气，而不是真正的阳热之气。这个穴位是膀胱经络穴。此穴位气血为吸热上行的水湿之气，它不光在膀胱经上行，同时也向外扩散于与膀胱经相表里的足少阴肾经，故为膀胱经络穴。

部位：属足太阳膀胱经的穴道。在小腿后面，外踝后，昆仑直上7寸，承山穴外下方1寸处（图3-10）。

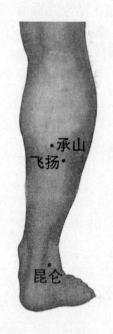

·承山
飞扬·

昆仑

图3-10 飞扬穴

主治：①指压此穴位，具有清热安神、舒筋活络的作用；②长期指压这个穴位，能够治疗头痛、目眩、腰腿疼痛、痔疮等疾患；③对于风湿性关节炎、癫痫，也具有很好的治疗作用；④配委中穴，治疗腿痛；⑤敲打刺激飞扬穴，能够有效缓解腿部疲劳、肿胀；

⑥体内上火、流鼻涕、鼻塞时，敲打这个穴位能够使症状得到缓解。

自我取穴指压法：①正坐取穴，飞扬穴位于小腿后外侧，外踝尖与跟腱水平连线之中点直上 7 寸，当腓骨后缘处；②用食指和中指的指腹按揉左右两侧穴位，每次 1～3 分钟。

6. 辅助疗法

食疗

临床上查不出器质性病变的腰痛患者，可选用以下食疗处方：

（1）枸杞叶炖猪腰：猪腰 2 只，枸杞叶 150g。将猪腰洗净切块，与枸杞叶一同加水炖汤，加少许盐调味食之。

（2）猪腰汤：猪腰 2 只（去筋膜，切碎），核桃仁 60g，黑豆 90g，加适量水煮熟，加点盐及葱姜调味服食。

（3）鳝鱼汤：黄鳝 250g，洗净切成段，煮熟成汤，加葱姜盐调味后，吃鱼喝汤。

肾虚型腰痛食疗处方：

（1）黑豆 90g，核桃仁 60g，猪腰 2 只。将猪腰去筋膜与前两味共煮熟服食。

（2）枸杞根 120g，猪前脚蹄 1 只。共炖汤食。

（3）黄鳝 250g，精猪肉 60g。将黄鳝去内脏洗净切碎，同时切碎精猪肉，共放入碗内上笼蒸熟食用。

（4）核桃仁 250g，板栗仁 120g，共捣烂如泥制丸，每次 9g，每日 3 次嚼吃。

自身锻炼

（1）腿部锻炼。腿部锻炼对于腰痛的人很重要，经常做一些腿部的锻炼，如适当跑步，做蹲起增强腿部的力量，使用腿部肌肉的力量而不是腰部力量举重物等。使用腿部力量分担腰部和背部的负担，能够有效地缓解腰痛症状。

（2）适度运动。很多腰痛的人担心运动会加重疼痛而停止运动。但害怕运动伤害腰部而不进行运动也不好。运动对解除腰背部疼痛非常重要。但是要从事有益于腰部的运动，不要做任何使腰背部负重、震动或扭转的运动，因此不要进行跑步、打球等高活动量的运动。您可以步行，1周最少步行3次，每次30分钟。步行时应穿着舒适的、有支撑作用的步行鞋。最好是在草地上行走，而不是在水泥地上。滑雪、游泳对腰痛患者也是较好的运动，但不要游蛙泳和蝶泳，因为它们会使腰部过度弯曲。骑车、划船和低活动量的有氧运动也能缓解一些腰痛患者的疼痛，但对于另一些人则可能使疼痛加重。

（3）瑜伽。瑜伽对于消除腰痛特别有效，它可防止腰痛复发，使腰部强壮并增加其灵活性。事实上，在发达国家患慢性腰痛的人群中，瑜伽被列为最有益无害的治疗方法，其他的治疗包括内科医生、脊柱指压师、理疗师和骨科医生的专业治疗。瑜伽能帮助绝大多数腰痛患者缓解病痛，并且它是唯一不增加疼痛的治疗方法。在各种不同形式的瑜伽中，瑜伽教员都是通过对患者进行训练并矫正姿势以帮助其尽可能减少疼痛且得到最大益处。在课程开始以前，应明确告知教员自己的腰部疾患，并且一旦任何牵拉或姿势导致疼痛，均应停止该练习。

（4）练习深呼吸。使用膈肌的深呼吸有助于支持脊柱并放松紧张的肌肉。

7. 其他疗法

慢性腰痛的治疗，总是包括加强腰背肌和腹肌的练习，而腰背肌和腹肌是支撑腰部的主要肌肉。以下是一套标准的腰部练习方法。做练习时不要屏住呼吸。

（1）倾斜骨盆。仰卧于地板上，收缩腹肌，使背部尽量紧贴地板。然后收紧臀部，抬髋，将腰部压向地板。保持此姿势数十下，然后放松，重复动作。共做20次。

（2）屈腿坐起。仰卧于地板上，屈腿，双足平放于地板上。双臂平伸过膝，用腹肌力量使躯干缓慢离开地面。先将头抬起，然后是肩膀，最后是背部，但要保持腰部贴在地面上。然后慢慢放松背部，重复动作。总共做20次。

（3）腰部伸展。仰卧，双腿伸直，然后将一侧膝部尽可能贴近胸部，慢慢回到原位，放松，再换另一条腿。每条腿做10次。

（4）膝顶前额。仰卧，双膝弯曲，双足平放于地板上。双手抱一侧膝部使其贴近胸部。同时，由地板上抬起双肩，使前额触膝（或尽可能靠近而不引起疼痛），再慢慢回到起始位置。重复动作，然后换一条腿。每条腿做10次。

（5）抬腿。仰卧，双膝弯曲，双足平放

于地板上，将一侧膝部紧贴于胸部。然后将腿伸直并缓慢放下，保持腰部尽量贴地。屈膝重复。每条腿做 10 次。

防治腰痛的方法

◆ 休息。如果必须长时间坐着或是站立，每隔半个小时都要休息一下，走走、做伸展动作或是做些腰部锻炼都可以。

◆ 保持适当体重。也就是说体重不能超过标准体重的 20%。体重过重会加重腰痛，哪怕只超重几公斤。减肥对缓解腰痛有明显的效果。

◆ 保持正确的姿势。站立时体重应平均分配于两条腿，膝关节应轻度屈曲，放松肩膀，收腰缩臀。不要无精打采，坐立时都要保持正确的姿势。

◆ 坐着时后背要离椅子近一些。可以把一块卷好的毛巾垫在腰后。有人发现使用腰枕以后腰部劳累得到很大缓解。许多新型汽车都有可调节的座椅并配有充气腰垫。

◆ 检查睡姿。专家建议仰卧时在双膝下垫枕头，侧卧时则把枕头垫于双膝之间。不要趴着睡觉，因为趴着睡觉会对腰部造成压力。

◆ 控制压力。科学研究表明，心理和社会因素已成为导致腰痛的原因之一，也就是说，压力大的人更容易出现腰痛，尤其是年轻人。

◆ 女性患者应检查胸罩。太紧的胸罩可以加重腰痛。背带式胸罩和肩带宽的胸罩会使腰背部感觉舒适，因为它们能给胸部以更好的承托。

◆ 女性患者尽可能少穿高跟鞋。

◆ 要有耐心。慢性腰痛常需要很长时间才能缓解，要保持乐观。大多数甚至是严重的腰痛在患者调整生活方式后都能改善。

◆ 坐椅子时，最好能有靠背，同时脚下

可以垫高些使膝关节比髋关节略高；在高椅子上就座而脚下又无法垫高时，可以跷二郎腿。

◆ 盘腿坐时，臀下应加座垫。因为席地而坐会增加腰部骨骼和肌肉的负担。勿长期坐太矮的椅子和又软又低的沙发，在这种座具上倚靠的姿势会使脊柱的生理弯曲发生改变。

◆ 卧床以硬板床或棕板床为佳。不要长期卧软床，因为卧软床会使脊柱处于不正常的姿势，引起姿势性腰痛。

◆ 老年人尽量不要搬运力不能及的重物。搬运重物时注意先下蹲再抬举重物，切勿直接弯腰搬运。两人抬物时，注意相互提醒，同时抬起、放下，要借助肩、膝关节的力量，防止扭伤腰部。从地板上捡东西时，无论物品轻重，都应蹲下再捡，站立时也要靠两膝支撑起来。

◆ 拿取较沉重的物品时，应使物品紧贴胸前抱紧，以减轻腰部肌肉的负担。取放位置高过面部的物品时，要站在板凳上，不要伸腰踮脚去拿。

◆ 腰部持续疼痛不能自行缓解时，一定要查明原因，排除肿瘤等病变。腰部急性疼痛时可以佩戴腰围，卧床休息，以缓解疼痛，但注意不要经常佩戴。

◆ 老年人的肌肉力量减退，又容易发生劳损，所以长期、持续的腰部锻炼是非常有益的，如太极拳、扭秧歌等简便易行，效果也好。自行揉按、叩打脊柱两侧肌肉，有一定的保健作用。

◆ 老年人由于身体机能减退，易发生腰部扭伤、骨折，此时一定要及时看医生。一段时间的卧床休息对预防后期腰痛是非常有必要的。

◆ 由于老年人骨骼中的矿物质含量减少，

负重甚至站立时就会感到腰痛，因此要注意多摄取高钙食品，多吃蔬菜，多晒太阳。

预防慢性腰肌劳损要则

◆ 保持良好姿势。正确的站姿是抬头平视，收腹挺胸，维持脊柱正常的生理弧度，避免颈椎和腰椎过分前凸。在儿童和青少年发育期保持良好姿势最重要。

◆ 加强体育锻炼。锻炼能使肌肉、韧带、关节囊处于健康和发育良好的状态。肌力及韧带弹性良好者，发生劳损的几率要更少。

◆ 劳动中注意体位，避免在不良体位下劳动时间过长。单一劳动姿势者，应坚持工间锻炼。

◆ 劳逸结合。慢性病患者、营养不良者、肥胖者要注意休息。急性扭伤者应及时治疗。

慢性腰肌劳损病人的自我康复运动方式

◆ 按揉腰部。用双手在左右腰部上下按揉，每次5～10分钟，至腰部发热为宜。

◆ 轻叩腰部。双手半握拳，在腰部两侧凹陷处轻轻叩击，力量要均匀，每次叩 2 分钟。

◆ 转胯运腰。两腿分开，稍宽于肩，全身肌肉放松，双手叉腰，调节呼吸，胯向左，再向前、向右、向后围绕腰中轴做转圈动作。转胯 1 周为 1 次，共做 15～30 次，再反方向做。上身保持直立，幅度由小到大。

◆ 转腰捶背。两腿分开，与肩同宽，全身放松，两腿微弯曲，两臂自然下垂，两手半握，先向左转腰，再向右转腰，两臂随腰左右自然摆动，借摆动之力，双手一前一后，交替叩击腰部和小腹，可根据自己身体状况做 30～50 次。

上述运动可根据自身情况，早晚各做 1 次。

四、腿部疼痛

1. 腿部疼痛的分类

腿部疼痛按症状学可分为急性腿痛（单纯性腿痛）和慢性腿痛。

（1）急性腿痛。活动时有难以忍受的腿痛或腰腿痛及其相关症状，持续时间小于2个月。这是临床最常见的一种类型，多发生在20～55岁，疼痛的部位多为大腿部、膝部或小腿部，大多数病人的症状是自限性的，很少需要或几乎不需要医疗干预，而且致病因素是机械性的，比如拉伤、创伤、扭伤。这些病人如果得到合适的治疗是可以完全康复的。最好的治疗方法是尽可能多地维持日常活动，即使疼痛需要卧床休息也不要超过2天，必要时可以用解热镇痛药。

（2）慢性腿痛。腿痛或腰腿痛持续时间

超过 2 个月，伴有一定程度的活动或功能受限。

2. 急性腿痛的指压疗法

主要症状：腿部突发疼痛，拒按，行走不利，逐渐加重，静卧病痛不减，寒冷和阴天则加重，甚至转身亦可加重。

伴随症状：①腿部僵直；②行走或下蹲困难；③小便量多，清长；④食欲差；⑤舌尖红，或体有红刺。

易患此病者：①突然剧烈活动者，或活动不适者；②腿部肌肉薄弱者；③重体力劳动者或老年人；④患有腰椎疾病者。

治疗：先进行如下部位的指压，再以通用指压法治疗。

腿部指压

①屈右肘，用右手大拇指从髀关、梁丘到悬钟，用力推摩。如此 5 次。

②仍然屈右肘，用右手大拇指顺着髀关、

梁丘、悬钟的次序，用力指压。每次按 5 秒，反复按 1 分钟。

③屈右肘，用右手大拇指从阴廉、血海到三阴交，用力推摩。如此 5 次。

④仍然屈右肘，用右手大拇指顺着阴廉、血海、三阴交的次序，用力指压。每次按 5 秒，反复按 1 分钟。

⑤用大拇指的指尖，用力按压右腿部阿是穴。每次按 5 秒，反复按 1 分钟。

⑥对侧亦如此法指压。

可以适当做轻度抬腿活动，忌强行行走。

见效期：2 周到 1 个月即见效。注意腿部保暖，不要受凉；避免腿部不正确的活动姿势；卧硬床休息。

3. 慢性腿痛的指压疗法

主要症状：腿部疼痛，喜按，行动不利，迁延不愈，静卧病痛不减，寒冷和阴天则加重，甚至抬腿亦可加重。

伴随症状：①腿部疼痛；②行走或下蹲困难；③腿部怕冷；④小便量少；⑤食欲差；⑥舌尖红，体有红刺。

易患此病者：①急性腿痛治疗不当者；②腿部肌肉薄弱者；③重体力劳动者或老年人；④患有腿部疾病者。

治疗：先进行如下部位的指压，再以通用指压法治疗。

腿部指压

同急性腿痛。

见效期：3周到1个月即见效。注意腿部保暖，不要受凉；避免腿部不正确的活动姿势；卧硬床休息。

腿部疼痛常用指压穴位

髀关	屈股，平会阴，大腿前外侧，髋外上12寸处
梁丘	位于股前区，髌底上2寸，股外侧肌与股直肌肌腱之间

悬钟	位于小腿外侧，外踝尖上 3 寸，腓骨后缘
阴廉	位于股前区，气冲直下 2 寸
血海	位于股前区，髌底内侧端上 2 寸，股内侧肌隆起处
三阴交	位于内踝尖上 3 寸，胫骨内侧缘后际
阿是穴	位于腿部压痛明显的反应点

4. 腧穴指压疗法

【承扶】（参见腰部疼痛腧穴指压疗法）

【委中】（参见腰部疼痛腧穴指压疗法）

【申脉】（参见腰部疼痛腧穴指压疗法）

【承山】（参见腰部疼痛腧穴指压疗法）

【承筋】（参见腰部疼痛腧穴指压疗法）

【殷门】（参见腰部疼痛腧穴指压疗法）

【飞扬】（参见腰部疼痛腧穴指压疗法）

【阴陵泉】

命名：阴，水的意思；陵，土丘的意思；泉，水泉。"阴陵泉"的意思就是指脾经地部流行的经水和脾土物质的混合物在此穴中聚合堆积。此穴物质为地机穴流来的泥水混合物，因为本穴位于肉之陷处，泥水混合物在穴中沉积，水液溢出，脾土物质沉积为地之下部翻扣的土丘之状，所以名"阴陵泉"。

部位：属足太阴脾经的穴道。在小腿内侧，胫骨内侧髁下缘与胫骨内侧缘之间的凹陷处，与阳陵泉相对（图4-1）。

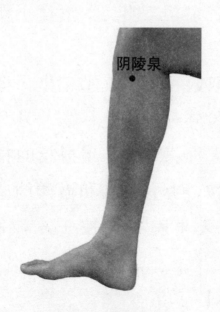

图4-1　阴陵泉穴

主治：①指压这个穴位能够清脾理热、宣泄水液、化湿通阳，对通利小便、治疗脐下水肿具有特效；②指压这个穴位，能够使腹胀、腹绞痛、肠炎、痢疾、膝痛等得到缓解；③长期指压这个穴位，对尿潴留、尿失禁、尿路感染、月经不调、阴道炎、膝关节及周围软组织疾患，具有很好的改善作用；④配足三里、上巨虚，治疗腹胀、腹泻；配中极、膀胱俞、三阴交，治疗小便不利；配肝俞、至阳，治疗黄疸。

自我取穴指压法：①正坐，将一只脚抬起，放在另外一条腿上；②一只手轻轻握住膝下；③大拇指弯曲，用拇指的指尖从下往上用力揉按，会有刺痛和微酸的感觉；④两侧穴位每天早晚各揉按 1 次，每次 1～3 分钟。

【血海】

命名：血，这里指脾血；海，大的意思。

"血海"的意思就是说此处穴位是脾经所生之血的聚集之处。因为本穴物质是阴陵泉穴外流水液气化上行的水湿之气，气血物质充斥的范围巨大如海，所以名"血海"。血海穴又别名"百虫窝穴"、"血郄穴"。"百虫窝"的意思是指此处穴位的气血物质为聚集而成的脾经之气，性湿热，而此处穴位所应的时序、地域又为长夏的中土，是百虫的产生之时和繁衍之地。"血郄"，是指本穴的血液运行出入为细小之状。因为本穴物质为天部的水湿云气，其性既湿又热，是血的气态物质存在形式。穴内气血物质的出入为水湿云气，水湿云气折合为血则其量较小，犹如从孔隙中出入一样。

部位：属足太阴脾经的穴道。在股前区，髌底内侧端上 2 寸，股内侧肌隆起处（图 4-2）。

主治：①此穴是人体脾血的归聚之处，

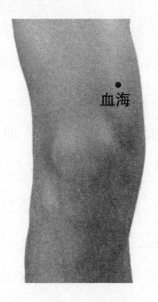

图4-2　血海穴

具有祛瘀血和生新血的功能，属于女子生血之海；②能够清血利湿，可以治疗一切血病及月经不调、崩漏（月经过多）、闭经等妇科病症；③对荨麻疹、丹毒、湿疹等血热型皮肤病具有很好的疗效；④治疗膝痛、膝关节及周围软组织炎等。

自我取穴指压法：①正坐，抬起左脚，放在右侧的膝腿上；②用右手手掌按住左膝，食指、中指等四指放在膝上，拇指放在膝盖内侧上方，大拇指弯曲，用大拇指的指尖按揉穴位，有胀、酸、微痛的感觉；③每天早晚两侧穴位各按揉1次，每次3～5分钟。

【曲泉】

命名：曲，隐秘的意思；泉，泉水的意思。"曲泉"的意思是指肝经的水湿云气在此穴位处聚集。本穴物质为膝关穴传来的水湿之气，到达本穴后为聚集之状，大量水湿就像隐藏在天部之中，因此名"曲泉"。本穴为肝经气血的会合之处，所以是肝经合穴。因为本穴物质为肝经的水湿之气会合而成，性寒湿润下，表现出肾经气血的润下特征，所以在五行中属水。

部位：属足厥阴肝经。在膝部，腘横纹内侧端，半腱肌肌腱内缘凹陷中（图4－3）。

主治：①经常指压这个穴位，对月经不调、痛经、带下、阴挺、阴痒、产后腹痛、

101

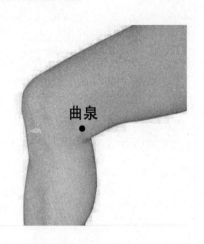

图 4-3　曲泉穴

遗精、阳痿、疝气、小便不利、头痛、目眩、癫狂、膝膑肿痛、下肢痿痹等症状，具有明显的疗效；②配丘墟穴、阳陵泉穴，治疗胆道疾患；配肝俞穴、肾俞穴、章门穴、商丘穴、太冲穴，治疗肝炎；配复溜穴、肾俞穴、肝俞穴，治疗由于肝肾阴虚引起的眩晕、翳障眼病；配支沟穴、阳陵泉穴，治疗心腹疼痛、乳房胀痛、疝痛；配归来穴、三阴交穴，治疗由于肝郁气滞引起的痛经和月经不调。

自我取穴指压法：①屈膝正坐，手掌放在腿的外侧，大拇指放在膝盖上，四指并拢放在膝内侧横纹端凹陷处；②四指并拢，从下往上按揉，有胀、酸、疼痛的感觉；③两侧穴位先左后右，每次各按揉3～5分钟，也可以两侧穴位同时按揉。

【风市】

命名：风，风气的意思；市，集市的意思。"风市"的意思是指胆经经气在这个穴位散热冷缩后，化为水湿风气。本穴物质为环跳穴传来的天部凉湿水气，到达本穴后，凉湿水气进一步散热缩合变为天部的水湿云气，水湿云气由本穴的天部层次横向向外传输，此穴位就如同风气的集散之地，所以名"风市"。

部位：属足少阳胆经的穴道。在大腿外侧的中线上，当腘横纹上7寸，或者直立垂手时，中指指尖所在的部位（图4-4）。

主治：①长期指压这个穴位，具有祛风

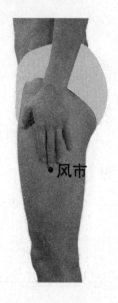

图 4-4　风市穴

湿、利腿足的作用；②指压这个穴位，对脚痛、腿膝酸痛、腰重起坐难等病症，具有特殊的疗效；③长期坚持指压这个穴位，能够有效治疗下肢神经麻痹、脚气、股外神经炎、全身瘙痒、半身不遂等疾患；④配风池穴、大杼穴、大椎穴治疗中心型类风湿。

　　自我取穴指压法：①直立或者侧卧，手自然下垂，手掌轻贴大腿中线如同立正一样；

②用中指的指腹垂直下压穴位，有酸、胀、麻等感觉；③先左后右，两侧穴位各指压1～3分钟，也可以两侧穴位同时指压。

【阳陵泉】（参见颈部疼痛腧穴指压疗法）

【筑宾】

命名：筑，与"祝"相通，庆祝；宾，指的是宾客。"筑宾"的意思是足三阴经气血混合重组后的凉湿水气在这个穴位交于肾经。此穴物质是从三阴交穴传来的凉湿水气，性同肺金之气，由此穴传入肾经后，为肾经所喜庆，本穴受此气血如待宾客，所以名"筑宾"。此穴也是阴维脉郄穴，因为本穴气血细少，就像从孔隙中传来的一样。

部位：属足少阴肾经的穴道。在小腿内侧，当太溪穴和阴谷穴的连线上，太溪穴直上5寸处，腓肠肌肌腹的内下方。

主治：①指压此穴位有散热降温的作用；②指压这个穴位能够有效排毒，治疗药物中

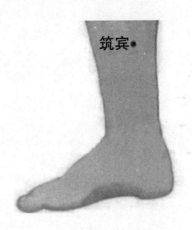

图4-5 筑宾穴

毒、食物中毒、毒气中毒等；③长期指压此穴位对癫痫、精神分裂症、肾炎、膀胱炎、睾丸炎、盆腔炎、阳痿、呕吐涎沫、疝痛、脐疝、小腿内侧痛、腓肠肌痉挛等，具有明显疗效；④配肾俞穴、关元穴，治疗水肿；配大敦穴、归来穴，治疗疝气；配承山穴、合阳穴、阳陵泉，治疗小腿痿、痹、瘫；配水沟穴、百会穴，治疗癫狂痫证。

　　自我取穴指压法：①正坐垂足，把一只脚抬起，放在另外一条腿的膝盖上；②用另一侧的手轻握脚，四指放在脚背，用大拇指的指腹从下往上推揉穴位，有酸痛感；③左右穴位每天早晚各推揉1～3分钟。

5. 辅助疗法

食疗

（1）山药奶肉羹：羊肉500g，洗净切块，放生姜25g，小火清炖半日，取羊汤一碗，加去皮山药片100g，放入锅内煮烂，加牛奶半碗、盐少许，待煮沸后即可食用。常食可补虚劳体弱，适用于病后气虚兼有四肢冷、疲倦乏力、腰腿病、肢体萎软等症。

（2）黑豆炖鸡：鸡1只（约750g），黑豆、黑枣、百合各50g，姜片3g，葱花5g，酱油30g，味精、食盐适量。将鸡洗净，在冷水中煮开捞出，再洗净，将黑豆、黑枣、百合置鸡肚内，加入酱油、葱花、姜片炖熟后，取出姜片，加入味精、食盐即可。本品适用于阴虚烦渴、咽干、盗汗、腰腿痛伴形体消瘦、手足掌心灼热患者。

（3）枸杞叶羊肾汤：鲜枸杞叶 500g，洗净切碎；羊肾一对，洗净，去筋膜、臊腺，切碎；大米 250g。共加水适量，以文火煨烂成粥，分次食用，食前加葱、姜等调料。常食可补肾强腰膝。适用于治疗肾虚或老年腰膝酸软等症。

（4）生姜羊肉汤：鲜羊腿肉 1000g，姜片 15g，橘皮 10g，当归 5g，黄酒 25g，葱花 5g，胡椒粉 1g，熟猪油 50g，味精少许，食盐适量。将羊肉洗净切片，把黄酒、熟猪油、当归、姜片、食盐一起放入大瓷碗中，加水蒸 2～3 小时，加入味精、葱花、胡椒粉即成。本品适用于形寒肢冷、颈肩腰腿痛并伴有关节肌肉僵硬等患者。

自身锻炼

（1）捏跟腱。跟腱就是俗称的懒筋，位于足跟的后上方。在床上用两手的拇指和食指的中节稍用力分别捏两侧跟腱，以能耐受为度，捏20～30次即可。

（2）推小腿。如果是小腿后面麻木疼痛，就推小腿肚；如果是小腿外侧麻木疼痛，就推小腿靠小脚趾的那一侧。方法是坐在凳子上，用掌根或大鱼际由上向下保持压力向下推，可以涂些按摩膏或隔着一层软布，推20～30次。

（3）点穴。第1个穴位在坐骨结节（臀沟中央能摸到的骨头尖）和股骨大转子（胯骨外侧突出的骨头）连线的中点，第2个穴位是大腿后侧中央，第3个穴位是小腿肚中央，第4个在内踝的后方。跪在床上，用中指或拇指点按穴位，以有酸麻胀感为佳，每个穴位点按1分钟。

（4）抖腿。站立时，用健侧腿持重，患侧放松，手掌按在大腿后方左右抖动肌肉1～2分钟。然后坐下，微屈膝关节，手掌按在小腿后方，左右抖动肌肉 1～2 分钟。抖动要连续、流畅、自如。

（5）牵拉。趴在床上，双手抓住床头，由家属一人或两人握紧患者的脚脖子向下方牵拉，待患者感到疼痛减轻或消失时，维持这种牵拉力，直至没劲了为止，连续牵拉 5～10 次。

除此之外还有针灸、拔罐、外洗、外敷等中医传统疗法。